4152OCB00019B/6012 I20727118291

I0070583

TRAITEMENT ÉLECTRIQUE ET THERMO-ÉLECTRIQUE

DU

RHUMATISME, DE LA GOUTTE

ET DES

AFFECTIONS ARTICULAIRES EN GÉNÉRAL

(TRAITEMENT SPÉCIAL DU RHUMATISME DÉFORMANT)

Examen et Photographie des Articulations par les Rayons X

DÉPOT LÉGAL
OISE
Nº 10

BIBLIOTHÈQUE NATIONALE
R F

Te 107
26

CLERMONT (OISE)

IMPRIMERIE DAIX FRÈRES

3, PLACE SAINT-ANDRÉ, 3

—

1897

TRAITEMENT ÉLECTRIQUE ET THERMO-ÉLECTRIQUE

DU

RHUMATISME, DE LA GOUTTE

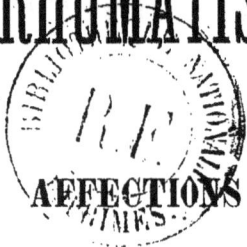

ET DES

AFFECTIONS ARTICULAIRES EN GÉNÉRAL

(TRAITEMENT SPÉCIAL DU RHUMATISME DÉFORMANT)

Examen et Photographie des Articulations par les Rayons X

——————o○☆○o——————

CLERMONT (OISE)

IMPRIMERIE DAIX FRÈRES

3, PLACE SAINT-ANDRÉ, 3

—

1897

INDEX BIBLIOGRAPHIQUE

d'un certain nombre de travaux du Dr Léon DANION

PARUS EN ÉLECTROTHÉRAPIE

Etude sur la résistance des tissus et sur la distribution du courant principal ou répartition de l'intensité mère. (Déductions pratiques.)

De la valeur de la direction des courants en électrothérapie.

Etude expérimentale sur la polarisation des tissus animaux. (Communication à l'Académie de médecine.)

Du mécanisme de l'électrothérapie. Etude physiologique des modes statique, faradique, galvanique.

Critiques et expériences. De la résistance considérée comme signe clinique. Résistance de l'épiderme et du corps humain.

Traitement de l'hémorrhagie cérébrale et de la paralysie consécutive. (Etude clinique.)

Du traitement des tumeurs blanches par l'électricité. (Communication faite au Congrès de chirurgie de Paris, 1888.)

Théorie générale de l'action de l'électricité.

De l'électro-diagnostic. Hyperexcitabilité, réaction de dégénérescence (en collaboration avec le Dr A. Bétrix).

Electrothérapie de la maladie de Basedow, présentation de malades. (Communication faite à la Société de médecine pratique, séance du 8 novembre 1888.)

Electrothérapie de la paralysie faciale à frigore, présentation de malades. (Communication faite à la Société de médecine pratique, séance du 10 janv. 1889.)

Traitement électrique de la Neurasthénie. — Etude clinique.

Crampes des écrivains. Son électrothérapie.

Le traitement des fibro-myomes utérins devant la Société de chirurgie. Leur électrotechnie.

La constipation et son traitement électrique.

L'électrogénèse animale, ses rapports avec l'électrothérapie.

Le traitement électrique des fibromes utérins. (Communication au Congrès de chirurgie de 1889.)

De l'action de l'électricité sur le développement de l'organisme et de son pouvoir reconstituant.

Le traitement des fibromes utérins par la méthode du « tampon électrique et des renversements ». (Communication à l'Académie de médecine avec 20 obs.)

Démonstration théorique, expérimentale et clinique de la diffusion des courants électriques dans l'organisme.

Du traitement électrique de la sciatique par la voie vaginale.

Communication du Dr L. Danion au Congrès de Berlin sur sa méthode du traitement électrique des fibromes utérins. (1890.)

L'Electrolyse comme moyen curatif de tous les états anatomo-pathologiques.

De l'origine curative du mode galvanique appliquée au traitement des fibro-myomes utérins. (Communication à l'Académie de médecine, 28 avril 1891.)

De l'origine de la douleur produite par la galvanisation. (Communication à la Société de médecine pratique, 11 juin 1891.)

Le traitement électrique de la paralysie atrophique de l'enfance.

La question de l'électro-cataphorèse médicamenteuse.

Le traitement du cancer par l'électropuncture voltaïque. (Communication au Congrès de chirurgie d'avril 1892.)

De l'utilité de l'électrothérapie dans diverses formes d'incontinence d'urine. (Congrès de chirurgie, 1892.)

De l'action de l'électricité sur les états diathésiques. (Rhumatisme, goutte, scrofule.)

Des hémorrhagies provoquées par les fibromes utérins (leur mécanisme). — Action de l'électricité.

Du traitement électrique du coryza chronique et de l'ozène.

Les rétrécissements de l'urèthre et leur traitement électrique.

Du siège principal de la résistance électrique, des causes qui la font varier.

Démonstration expérimentale de l'action directe du courant voltaïque sur le cerveau. (Communication à la Société de biologie.)

Le traitement des fibromes utérins par l'électricité. (Congrès de chirurgie, 1894.)

Electrisation localisée. Examen critique de la méthode de Duchesne (de Boulogne).

Du mécanisme des hémorrhagies provoquées par les tumeurs fibreuses. (Congrès de Bruxelles, 1894.)

Action de l'électricité sur les diathèses (rhumatisme, goutte, scrofule).

Une nouvelle forme de sensibilité. (Communication à l'Académie des sciences.)

Traitement des affections articulaires par l'électricité, leur pathogénie. (1 vol. Chez Doin, édit., 1896.)

Précis d'électrothérapie, en collaboration avec Onimus (Partie statique). 1889.

En préparation : **Traité complet d'électrothérapie** en deux volumes.

TRAITEMENT ÉLECTRIQUE ET THERMO-ÉLECTRIQUE

DU

RHUMATISME, DE LA GOUTTE

ET DES

AFFECTIONS ARTICULAIRES EN GÉNÉRAL

(TRAITEMENT SPÉCIAL DU RHUMATISME DÉFORMANT)

Examen et Photographie des Articulations par les Rayons X

––––––––

Nous sommes loin, Dieu merci ! de l'époque où dans un très grand nombre de cas, les affections rhumatismales, ou goutteuses, ou même de simples arthrites d'origine variée, étaient considérées comme incurables. Il est vrai, que bien des médecins et des malades refusent encore malheureusement de croire aux progrès accomplis, et il faut bien convenir que des désillusions sans nombre, engendrées par de brillantes promesses jamais tenues, ne donnent que trop raison à leur scepticisme. Mais le point important est que nous soyons en possession de moyens curatifs sérieux et puissants, *et ce point est acquis sans contestation.* Quelques-uns de ces moyens s'introduisent même peu à peu dans la médecine classique, tels sont les traitements électriques, qui lorsqu'ils sont appliqués *rationnellement* et *scientifiquement,* donnent de si beaux résultats ! Nul assurément n'est plus heureux que nous de cette nouvelle conquête de l'électrothérapie et cela pour deux raisons : En premier lieu parce que nous avons été le seul pendant longtemps à préconiser ce traitement en France, *où nous en avons été le promoteur,* et en second lieu parce que ceux-là mêmes qui avaient accueilli nos premiers résultats avec un scepticisme mal déguisé, déclarant qu'ils dépassaient les limites auxquelles pût atteindre l'art médical, nous rendent justice aujourd'hui et professent pour l'électricité un enthousiasme et une admiration sans bornes.

Et cependant depuis la publication de notre ouvrage sur « *Le traitement électrique des affections articulaires — Leur pathogénie,* » paru en 1887, nous ne sommes pas resté inactif. Nous n'avons cessé au contraire de perfectionner nos méthodes, et en associant dans certaines affections (telles que le rhumatisme déformant par exemple) l'électricité aux hautes températures thermo-électriques, nous sommes arrivé à des résultats *absolument inespérés* ; aussi déclarons-nous hautement, que les affections rhumatismales ou goutteuses (alors même que les malades sont réduits à *l'immobilité complète*, ne pouvant plus *ni marcher, ni se servir de leurs mains, même pour porter les aliments à leur bouche*), peuvent subir des modifications tellement heureuses, que ces mêmes malades reprennent l'usage de leurs membres, au point de vaquer aux besoins de la vie commune sans le secours de personne.

Nous avons cité, dans nos études précédentes sur ce sujet, des observations de malades *ayant perdu l'usage complet de leurs membres* à la suite d'atteintes de goutte ou de rhumatismes répétées que n'avaient pu enrayer aucun traitement, y compris les eaux thermales (d'Aix, Bourbonne, etc.), suivies cependant avec une grande constance, et qui sous l'influence de l'électricité, ont pu se servir à nouveau de leurs mains et marcher, se promener même, en s'aidant pour plus de commodité de bâtons.

Il est bien certain que ce serait folie de penser que de tels malades puissent retrouver l'agilité et la force musculaire de personnes absolument saines, mais le bien qu'ils retirent du traitement est tel, qu'ils le considèrent comme une guérison, et qu'il dépasse tout ce qu'ils pouvaient espérer.

Un fait digne de remarque, c'est que ce ne sont nullement les affections les plus anciennes qui tardent le plus à s'amender. Fréquemment c'est chez elles que les bienfaits du traitement se font sentir le plus rapidement. Il convient du reste de dire à cet égard (contrairement à ce que l'on serait tenté de croire), que les effets de l'électricité ne demandent pas, même dans les cas les plus graves, un temps bien long pour se produire. L'amélioration se fait sentir en effet dès

les premières applications, c'est-à-dire presque immédiatement.

Il serait à souhaiter que nos confrères soient convaincus
de ces résultats, car nombre de malades qui mènent une existence misérable, pourraient être bien facilement soulagés !
Cette réflexion nous est suggérée par l'opposition que nous
avons vu faire à ce traitement dans différents cas, par quelques médecins.

Et il est à remarquer que les victimes de ces oppositions
fâcheuses, sont presque toujours des malades opulents, lesquels cependant pourraient le mieux et le plus profiter du
soulagement apporté à leur infirmité, si bien que pendant
que ces malheureux que l'on nomme vulgairement de « pau-
vres diables » profitent largement des progrès accomplis et
guérissent, ceux-là gardent leurs maux et.... en meurent.
Quelques-uns, il est vrai, talonnés par l'ardent désir de
guérir, conduits par une sorte d'intuition, n'écoutent qu'eux-
mêmes (et ont la chance d'en être largement récompensés) !

Mais ils sont rares, comparés à la masse, et il faut certainement qu'ils soient doués d'une véritable énergie pour
surmonter toutes les répugnances qu'on accumule autour
d'eux, en leur répétant que tout (en dehors bien entendu de
la médecine classique et officielle) n'est que charlatanisme,
ce grand mot que l'on prodigue habilement à toute occasion, ce moyen si simple qui réussit presque toujours. Il n'y
a rien à faire à cela et par une triste ironie du sort, les malades de la classe élevée resteront bien longtemps encore,
sinon toujours, *victimes* de leur situation.

Je ne puis en offrir de preuve plus convaincante que
l'anecdote suivante *de la véracité de laquelle je puis fournir
toutes les preuves* : j'ai guéri il y a trois mois 1/2 environ, un
homme de 52 ans (qui occupe une fonction dans une de nos
grandes institutions nationales) de manifestations goutteuses contre lesquelles tout avait échoué et qui avaient surtout atteint la jambe et le pied droits. Il conseilla immédiatement à deux sénateurs qu'il fréquentait et dont l'existence
est attristée par des attaques de gouttes répétées, lesquelles
vont en laissant des traces de plus en plus irréparables
derrière elles, de recourir au moyen qui lui avait si bien
réussi.

Conseil est pris immédiatement près de plusieurs confrères haut placés dans la hiérarchie et qui leur conseillent à tous les deux de garder leur goutte ! ! l'électricité, leur fût-il dit, peut porter le mal sur des organes essentiels, et vous faire courir les plus grands dangers ! Ces malades n'ont pas hésité à garder leur infirmité. Ils convenaient bien entendu que *tout avait été mis en œuvre* POUR LES DÉBARRASSER de leur goutte à l'aide des remèdes classiques par ceux-là même qui leur conseillaient aujourd'hui de la garder ! ! Ils étaient donc exposés à subir le contre-coup dont on se servait pour les effrayer actuellement ! ! Ce sont-là des faits essentiellement humains qui se passent de commentaires, mais en vérité bien attristants. Je n'ai qu'un mot à répondre à ces conseils perfides, c'est que j'ai guéri déjà bien des goutteux ET QUE JE N'AI JAMAIS VU SE PRODUIRE LE PLUS LÉGER ACCIDENT ! Aussi je déclare hautement, que les médecins qui ont le courage de conseiller à d'infortunés malades de renoncer au seul moyen qu'ils aient de soulager leurs maux, sont indignes du titre qu'ils portent !

Du reste, *et c'est une particularité très importante,* s'il est vrai que la guérison des manifestations morbides locales de la goutte, pourrait avoir par le plus grand des hasards, sa répercussion sur un organe interne, (*car rien n'est moins démontré qu'un tel résultat*), il ne faut pas oublier que l'électricité n'agit pas seulement sur ces manifestations locales, mais qu'elle agit sur tout l'organisme *et qu'elle atteint la maladie constitutionnelle elle-même.*

Déjà à l'époque où j'ai publié mes premières études sur la question, c'est-à-dire en 1887, j'étais arrivé à cette conclusion très nette que j'ai formulée de la manière suivante : « l'électricité est un moyen curatif puissant, susceptible d'exercer une action salutaire sur les diathèses elles-mêmes, (goutteuse, rhumatismale, scrofuleuse). » Depuis, l'exactitude de cette conclusion a été contrôlée de divers côtés. Et dernièrement encore, *à la tribune de l'Académie des sciences, elle a été confirmée par M. d'Arsonval, l'éminent académicien.* Il en résulte que cette répercussion, dont on fait un épouvantail, (en admettant qu'elle eût des chances de se produire), se trouverait annihilée par le fait même de l'action générale produite par l'électricité.

Je n'ai fait aucune mention de l'action électrique sur les

manifestations goutteuses ou rhumatismales en particulier, parce qu'elle s'exerce sur toutes sans exception.

Les arthrites les plus rebelles sont en effet modifiées, ainsi que les douleurs de toutes sortes qui accompagnent ces affections. Quant à l'atrophie musculaire, l'action de l'électricité est tellement nette qu'elle fait aujourd'hui partie *des notions classiques.*

Je n'ai également fait aucun exposé des méthodes de traitement que j'ai instituées, parce que cet exposé m'entraînerait trop loin et ne peut que faire l'objet d'un travail spécial. Je dois dire toutefois, que j'ai introduit dans mes méthodes les divers progrès accomplis dans la technique depuis mes premières recherches, et que les courants sinusoïdaux, les courants de haute tension, tout aussi bien que l'examen et la photographie par les rayons X, y ont trouvé leur place, à côté des modes anciens, galvanique, faradique et statique.

Et telle est actuellement la puissance curative de cette médication, lorsqu'elle est judicieusement appliquée, que, (*l'on ne saurait trop le redire*), les affections rhumatismales articulaires ou musculaires ou musculo-fibreuses, ou goutteuses, ou encore les diverses manifestations morbides qui en dérivent, telles que la sciatique, et toute la série des névralgies, se modifient favorablement, alors même que l'affection est abandonnée et reléguée au rang des incurables.

Un certain nombre de praticiens ont déclaré il est vrai, que l'on doit dans ces affirmations faire une part à l'exagération, et qu'en somme les échecs sont fréquents. Je ne puis répondre à cela qu'une chose, c'est qu'ils ont jugé sans doute d'après leurs résultats, ou d'après ceux d'inexpérimentés.

Nul n'ignore en effet, que chacun a la prétention aujourd'hui d'appliquer l'électricité. L'entraînement a été provoqué par ses succès. Or beaucoup ne connaissent même pas les notions les plus élémentaires de cette nouvelle thérapeutique, et voudraient improviser en un jour ce qui demande des années à acquérir. Ils ne prennent même pas la peine d'étudier les méthodes, qui n'ont été instituées cependant qu'après plusieurs années d'études. Nul n'ignore également que pour être agréables à de jeunes confrères, des médecins consultants ou traitants, sans se soucier des difficultés de la technique électro-médicale, leur confient des

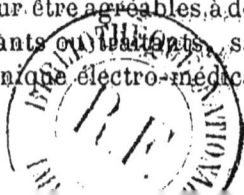

malades. Il est facile de comprendre, dès lors, qu'il se produise des échecs, mais cela ne prouve rien contre les effets curatifs *certains* de l'électricité.

Je me suis il est vrai, appliqué d'une façon toute spéciale à l'étude du traitement électrique de ces sortes d'affections. Je l'ai pratiqué seul pendant de longues années, avant que l'on se soit décidé à me suivre dans la voie que j'avais ouverte. Je n'ai cessé en outre de perfectionner mes procédés. Est-ce à cette particularité, est-ce aux études spéciales électrothérapiques que je n'ai cessé de poursuivre depuis près de vingt ans, que je dois mes succès ? Je ne sais ; mais ce qui est certain, c'est que j'arrive actuellement, en me servant des moyens si variés, si puissants de l'électricité, en les combinant, en utilisant leur gamme curative immense, et en faisant appel à l'aide précieuse que donnent les hautes températures électro-thermiques, jointe à celle des rayons X, à modifier de la façon la plus heureuse toutes les manifestations morbides, goutteuses ou rhumatismales, ou arthritiques en général, *dans tous les cas sans exception*, et cela alors même qu'elles ont été déclarées au-dessus des ressources de l'art. Du reste, j'ai démontré la puissance curative de ce traitement sur un certain nombre de malades dans divers hôpitaux où elle a étonné au plus haut point les médecins qui en ont été témoins ; aussi je n'hésite pas à proclamer hautement, que c'est là plus admirable des thérapeutiques, et que les services qu'elle m'a permis de rendre à nombre d'infortunés sont incalculables, surtout lorsqu'on les place en face des maigres effets de la médecine classique que l'on va cependant bien souvent chercher au loin, au prix de pénibles et coûteux efforts !

Je veux, avant de terminer, dire quelques mots en particulier du traitement du rhumatisme déformant, dont la guérison obtenue avec l'aide des hautes températures thermo-électriques est une conquête si précieuse.

II

Le rhumatisme déformant est très répandu, et il est considéré généralement comme incurable. Nous avions cherché vainement, non pas à modifier ses terribles effets, puisque la destruction des cartilages est irréparable, mais à en enrayer la marche plus terrible encore, qui va déformant sans cesse un nombre d'articles de plus en plus grands et de plus en plus importants, au milieu de souffrances parfois effrayantes, jusqu'à ce qu'il ait condamné les malheureux qui en sont atteints, à une immobilité absolue.

Tout au plus, avions-nous obtenu une sédation des douleurs et enrayé très passagèrement sa marche envahissante. Il y avait donc un immense intérêt à trouver un moyen de guérison. C'est le problème qu'a permis de résoudre récemment en grande partie, l'application de l'air porté à de hautes températures. C'est cette application que nous avons combinée de la manière la plus heureuse à celle de l'électricité.

Il nous est impossible d'entrer ici dans le détail de la construction des divers appareils que nous avons fait établir d'après nos données, non plus que dans le détail du manuel opératoire qui est assez délicat et qui réclame une attention constante et soutenue, ce qui est facile à comprendre, puisqu'il s'agit de températures atteignant jusqu'à 130° et même d'avantage. Nous devons mentionner seulement, que nous avons exclu totalement le chauffage par le gaz ou le pétrole, pour lui substituer le chauffage par l'électricité, ce qui a des avantages de tous genres considérables. Quant aux divers appareils que nous utilisons et qui ont nécessité des recherches longues, difficiles et même dispendieuses, il nous est impossible d'en donner ici la description, nous réservant de publier à cet égard un travail complet.

Mais ce que nous pouvons dire, c'est que les effets du traitement électro-thermique (combiné surtout à ceux des divers modes électriques) nous ont permis d'obtenir des résultats extraordinaires. Des membres *complètement immobilisés* récupèrent rapidement des mouvements assez étendus. L'action sur les exsudats, sur l'hypertrophie fibreuse, sur les causes morbides multiples en un mot desquelles dépend l'ankylose, n'est pas moins surprenant. Quant aux douleurs, elles sont soulagées en quelque sorte instantanément.

Nous pouvons citer comme exemple l'observation d'un homme de 51 ans, M. R..., typographe, dont l'affection remontait à 1887. Les doigts ont la déformation caractéristique du rhumatisme, les poignets et les coudes sont gonflés, le bras droit est accolé au tronc dans la position de demi-flexion, et une ankylose presque complète de l'épaule met le malade dans l'impossibilité de porter la main à la bouche. Le bras gauche, le poignet et les doigts de la main du même côté, n'ont conservé que de faibles mouvements, lesquels sont très douloureux. Les deux segments du membre forment un angle très obtus ; un des membres inférieurs est en semi-flexion. Les orteils sont douloureux et gonflés.

Des applications électriques faites antérieurement avaient laissé subsister des douleurs sur certains points. Dès la troisième application calorique elles disparurent, et les mouvements commencèrent à se dessiner. Ils allèrent en augmentant rapidement d'étendue, si bien qu'au bout de neuf applications qui avaient été combinées avec six applications électriques, le malade pouvait manger, allonger la jambe ankylosée et faire quelques pas en s'aidant d'une canne, mais mieux encore de chaises. A la 17e séance, il se trouvait si bien qu'il est parti pour le midi.

Chez une malade âgée de 41 ans, dont l'affection remontait à 1892, mais s'était limitée aux poignets et aux doigts, et chez laquelle, d'une manière à peu près permanente, les douleurs empêchaient l'usage presque absolu des mains, les mouvements ont pu être rapidement rétablis. 4 applications caloriques combinées à deux applications électriques ont suffi à obtenir ce résultat et à faire disparaître également les douleurs. Cependant le traitement électrique a été continué, coupé de temps à autre par une application électro-calorique, et bien que cette guérison date de 4 mois, il n'a reparu aucun symptôme.

Ainsi qu'il fallait s'y attendre, le traitement électro-thermique est sans effet contemporain sur les atrophies et l'électricité ici conserve ses précieuses qualités.

Nous devons ajouter que nous avons pu nous convaincre, que dans les entorses, le rhumatisme goutteux, ou simple, les arthrites d'origine variée même tuberculeuse, les applications caloriques peuvent être utilisées avec avantage, mais cette thérapeutique est dans ces derniers cas, infiniment moins précieuse, car l'électricité seule permet d'en triompher facilement.

Il est à souhaiter assurément que ce nouveau moyen curatif se développe. Il est à craindre cependant que ce développement ne soit retardé pour la complication et les dépenses d'outillage, ainsi que par les études spéciales que réclame son application. Pour l'instant, il est presque totalement ignoré.

Nous ne connaissons même aucun *confrère* en dehors de nous, qui emploie cette méthode. Il n'est pas douteux en tous cas, que nous soyons le seul à utiliser l'action thermo-électrique, car nous n'avons encore fait aucune divulgation de nos appareils, que pour diverses raisons nous renvoyons à une date ultérieure.

Maintenant, résumons-nous :

Si l'on ajoute à ce qui précède, que la belle découverte des rayons de Rœntgen ou rayons X dont nous possédons une puissante installation, nous permet de nous livrer à des investigations minutieuses de l'état des jointures, de constater le degré d'hypertrophie des têtes osseuses, ou leurs altérations, de les photographier et de suivre pour ainsi dire jour par jour les modifications que produit le traitement, on pourra aisément se rendre compte des services immenses que nous pouvons rendre non seulement aux malades, mais encore aux infirmes et à ceux que l'on considère à tort aujourd'hui comme incurables. Il est incontestable que des faits de ce genre sont difficiles à admettre, mais en y réfléchissant on arrive à reconnaître qu'ils ne cachent en somme aucun mystère et qu'ils n'ont à tout prendre rien de plus extraordinaire que les effets par exemple que produit l'électrité sur les tumeurs fibreuses, sur les paralysies, sur les incontinences d'urine, sur les rétrécissements, sur les métrites, sur les taches de vin, sur la scrofule, etc., etc.

Quoi qu'il en soit, ce qu'il faut retenir de ce qui précède, c'est ce que nous sommes en mesure actuellement, grâce aux moyens thérapeutiques nouveaux que nous avons ajoutés à notre ancienne méthode, de guérir *toutes les affections rhumatismales ou goutteuses, sans qu'il se produise* JAMAIS *la moindre répercussion, ainsi que toutes les affections articulaires*, et cela tout aussi bien dans les cas où elles sont très anciennes, que dans ceux où toutes les autres médications ont échoué. C'est certainement un nouveau et considérable progrès.

L'avantage de ces procédés est immense, d'abord parce que les effets s'en font sentir *immédiatement* et parce qu'il suffit de quelques applications électriques ou caloriques pour obtenir une amélioration qui s'accentue rapidement, et en second lieu parce que les traitements ne sont nullement douloureux et non seulement n'altèrent en rien les organes, mais au contraire produisent sur l'organisme leurs effets toniques et reconstituants si remarquables (1). Le seul reproche qu'on puisse leur faire, c'est d'exiger certaines connaissances spéciales et une certaine habileté clinique, et peut-être aussi de donner des résultats trop brillants, ce qui risque d'empêcher quelques confrères et peut-être même des malades d'y ajouter foi..... Malheureusement hélas ! pour ces derniers qui devraient bien comprendre cependant qu'ils sont les seuls à en subir les conséquences ! mais il en adviendra certainement ce qui est advenu de nos premiers résultats. On a été surpris, on a douté, et aujourd'hui on est convaincu. Le malheur est qu'il a passé un temps très long, pendant lequel un grand nombre de malades auraient pu être soulagés, tandis qu'ils ont succombé vaincus par le mal ! C'est l'éternelle histoire, mais ses enseignements n'en sont pas moins perdus.

Dr Léon DANION,

Médecin spécialiste électricien
Ancien interne des hôpitaux de Strasbourg
(avant l'annexion)
Ancien chef de service électromédical
à l'hôpital Saint-Louis et à l'hôpital Necker
Chevalier de la Légion d'honneur

Paris, le 1er Juillet 1897,

12, place Delaborde.

(1) N. B. Il nous suffit de rappeler à ce sujet que l'électricité représente *un véritable agent de vitalité*, qu'on peut la considérer comme une sorte d'alter ego de l'énergie nerveuse avec laquelle elle a tellement de rapports qu'au point de vue physiologique on peut les confondre dans un grand nombre de cas.

CLINIQUE D'ÉLECTRICITÉ

MÉDICALE

19, rue des Mathurins (*près la Gare Saint-Lazare.*)

MARDI, JEUDI, SAMEDI, DE 2 H. A 4 HEURES

Traitement spécial des maladies chroniques.

Examen et photographie par les rayons X

Clermont (Oise). — Imprimerie Daix frères, place Saint-André, 3.

OISE
N° 106
189

TRAITEMENT ÉLECTRIQUE ET THERMO-ÉLECTRI

DU

RHUMATISME, DE LA GOUTTE

ET DES

AFFECTIONS ARTICULAIRES EN GÉNÉRAL

(TRAITEMENT SPÉCIAL DU RHUMATISME DÉFORMANT)

Examen et Photographie des Articulations par les Rayons X

TRAITEMENT ÉLECTRIQUE et THERMO-ÉLECTRIQUE de la SCIATIQUE

I

Depuis 1887, époque à laquelle j'ai fait connaître en France le traitement électrique des affections articulaires et particulièrement du rhumatisme et de la goutte, grâce à l'ouvrage que j'ai publié sur cette question, cette médication est entrée peu à peu dans la pratique. On retrouve dans diverses publications spéciales l'exposé des principes et des préceptes sur lesquels je l'ai appuyé : je dois ajouter, toutefois, qu'avec cette déloyauté qui semble être la caractéristique de la spécialité électro-médicale et plus encore peut-être celle de ceux qui sont chargés de faire connaître aux jeunes générations les progrès de la médecine, c'est à peine si mon nom est timidement cité, lorsqu'il n'est pas complètement passé sous silence.

Et, cependant, parmi ceux qui appliquent l'électricité actuellement à ces affections, il en est qui se sont montrés très sceptiques lorsque j'ai publié mes premières observations. Mais, étant donné que jamais, au grand jamais, je n'ai avancé le moindre résultat curatif qui ne fût absolument exact, qui ne fût appuyé sur des faits nombreux et irréfutables, il a bien fallu, une fois de plus, s'incliner devant mes affirmations, et *si surprenantes qu'aient paru les guérisons,*

269

*de rhumatisants et de goutteux considérés comme incura-
bles* que j'ai publiées, il a bien fallu en reconnaître l'exactitude.

Les insuccès fatalement inévitables de ceux qui, n'ayant
que des notions électro-médicales fort incomplètes, ont
voulu néanmoins appliquer l'électricité à ces sortes d'affections, ont été comme toujours habilement exploités par les
ennemis de l'électricité, mais sans pouvoir enrayer son développement. On peut donc considérer ce progrès comme
acquis à la Science, et on doit souhaiter ardemment qu'aucun
malade ne soit privé des bienfaits de cette nouvelle médication, de même qu'on doit souhaiter ardemment que ceux
qui doutent encore, mais qui veulent avant tout le bien de
leurs malades, abandonnent un moment leur scepticisme, et
au besoin un amour-propre assurément mal placé, pour conseiller aux malheureux que n'ont pu guérir les traitements
classiques (vésicatoires, pointes de feu, eaux de toutes sortes, massage, etc., etc.) de recourir à la médication électrique. Ils seront rapidement convaincus de son efficacité, car
telle est sa puissance que *quelques applications suffisent
presque toujours à produire une amélioration, même dans
les cas les plus anciens et les plus rebelles, si la méthode*
et les préceptes que j'ai établis sont bien appliqués.

Il y a longtemps déjà en dehors du rhumatisme déformant (que je suis parvenu, récemment, à force de recherches, à améliorer dans la plus large mesure, ainsi que je le
montrerai plus loin), que je n'ai plus constaté d'insuccès dans
l'application de l'électricité aux affections articulaires, car
il y a toujours eu au moins une amélioration considérable.
Et le plus souvent cependant les cas semblaient désespérés !
*Le fait, du reste, est facile à vérifier, car il ne s'agit pas
d'attendre six mois ou un an un résultat, ainsi que cela
a lieu si fréquemment avec les médications classiques, puisque, je le répète, quelques applications suffisent à produire
une amélioration que l'on avait vainement cherché à obtenir antérieurement.*

J'ai cité à l'appui de ces diverses affirmations des observations nombreuses et de tous genres prises à ma clinique
en ville ou dans les hôpitaux, et plusieurs ont été com-
muniquées à diverses Sociétés savantes, notamment au
Congrès de chirurgie. J'ai montré qu'alors même qu'il y a
impotence absolue, alors même que les malades ne peuvent plus ni marcher, même en s'appuyant aux meubles, ni
porter les aliments à leur bouche, on peut encore leur rendre
le mouvement. *Et cependant, à cette époque, je n'avais encore ni le secours de l'action thermo-électrique, ni celui
de la radioscopie.*

Quant à l'influence de l'électricité sur le vice originel lui-
même rhumatismal ou goutteux, sur la diathèse en un mot,

je me borne à rappeler que mes affirmations qui avaient été accueillies avec un scepticisme peut-être plus grand encore, ont été confirmées il y a peu de temps par M. d'Arsonval, membre de l'Académie de médecine à la tribune de l'Académie des Sciences.

Je crois à peine utile de faire observer que, depuis 1887, je ne suis pas resté inactif et que je n'ai cessé, au contraire, de chercher à perfectionner mes méthodes. J'ai été assez heureux pour trouver dernièrement un secours des plus efficaces dans la chaleur portée à de hautes températures, et c'est grâce à cette combinaison que j'ai pu triompher en particulier de l'arthrite sèche et du rhumatisme déformant restés jusque-là presque totalement rebelles à l'action électrique.

Disons, en passant, pour n'y plus revenir, que l'action électro-calorique m'a été utile dans un cas de rhumatisme blennorrhagique, et semble m'avoir incontestablement aidé à en triompher plus vite qu'avec l'électricité seule.

II

Le rhumatisme déformant est très répandu et considéré (à bon droit malheureusement) comme absolument incurable. Il y avait donc un immense intérêt à trouver un moyen de le guérir. C'est le problème que je suis parvenu à résoudre en combinant l'électricité à des applications de hautes températures faites directement aux articulations malades, à l'aide de manchons composés d'amiante et d'étoffes de laines chauffés par un dispositif électrique spécial. Nous trouvons ce procédé plus commode que le cylindre, bien que nous utilisions parfois également ce dernier sous forme électro-calorique.

Et s'il est vrai que l'électricité avait une action assez efficace sur la douleur, même sous ce rapport la chaleur permet d'arriver au but plus rapidement et plus complètement.

Mais là où ce dernier traitement produit des effets vraiment surprenants, c'est sur les exsudats, sur l'hypertrophie fibreuse, sur l'état morbide, en un mot, duquel dépend l'ankylose.

Les articulations reprennent assez rapidement, en effet, leur élasticité, et les membres récupèrent assez vite des mouvements étendus, alors qu'ils étaient auparavant complètement immobilisés.

Comme spécimen d'observations, je puis citer celle d'un homme de 51 ans, M. R..., dont l'affection remontait à 1887.

Les doigts ont la déformation caractéristique du rhumatisme, le bras droit est accolé au tronc dans la position de semi-flexion et une ankylose presque complète de l'épaule met le malade dans l'impossibilité de porter la main à la bouche. Le bras gauche est également à peu près complètement immobilisé. Les deux segments du membre forment un angle très obtus, un des membres inférieurs est en semiflexion. Il y a gonflement et douleurs des orteils. Les mouvements, des plus limités, sont très douloureux. Le malade est immobilisé au lit depuis 2 ans 1/2 environ. Il y a une impotence complète.

Les douleurs qui persistaient encore sur certains points, en dépit des applications électriques ont disparu dès la troisième application calorique, et les mouvements sont allés en s'accentuant de plus en plus, si bien qu'au bout de 9 applications, qui avaient été combinées avec 6 applications électriques, le malade pouvait manger, allonger la jambe ankylosée et faire quelques pas en s'aidant de cannes. A la 17ᵉ séance, il se trouvait si bien qu'il est parti pour le midi.

Chez une malade de 41 ans dont l'affection remontait à 1892, mais s'était limitée aux poignets et aux doigts, et chez laquelle d'une manière à peu près permanente les douleurs empêchaient l'usage presqu'absolu des mains, les mouvements ont pu être rétablis. En 4 applications combinées à deux applications électriques toute douleur avait disparu. Cependant, le traitement électrique a été continué coupé de temps à autre par une application électro-calorique, et bien qu'il se soit écoulé déjà 5 mois depuis la fin du traitement, il n'a pas reparu le moindre symptôme.

Nous avons pu nous convaincre qu'en cas d'entorse ou de rhumatisme goutteux, ou d'arthrites d'origine variées, même tuberculeuse, les applications électro-caloriques peuvent être utilisées avec avantage : mais ici cette thérapeutique est infiniment moins précieuse que dans le cas de rhumatisme déformant car on peut en triompher facilement avec l'électricité seule.

Si l'on ajoute à ce qui précède, que la puissante installation de production des rayons de Rœntgen ou rayons X que nous possédons nous permet de nous livrer à des investigations minutieuses de l'état des jointures, de les photographier et de suivre pour ainsi dire jour par jour les modifications que produit le traitement, on pourra aisément se rendre compte des services immenses que nous rendons non seulement aux malades, mais encore aux infirmes et à ceux que l'on considère à tort aujourd'hui comme incurables. Il est incontestable que des faits de ce genre sont difficiles à admettre, mais en y réfléchissant on arrive à reconnaître qu'ils ne cachent en somme aucun mystère et qu'ils n'ont à tout prendre rien de plus extraordinaire que les effets par exemple que produit l'électricité sur les tumeurs fibreuses, sur les paralysies, sur les incontinences d'urines, sur les rétrécissements, sur les métrites, sur les taches de vin, sur la scrofule, etc., etc.

Quoi qu'il en soit, et ce qu'il faut retenir de ce qui précède, c'est ce que nous sommes en mesure actuellement, grâce aux moyens thérapeutiques nouveaux que nous avons ajoutés à notre ancienne méthode, de guérir *toutes les affections rhumatismales ou goutteuses, ainsi que toutes les affections articulaires sans exception*, et cela tout aussi bien dans les cas où elles sont très anciennes, que dans ceux où toutes les autres médications ont échoué. C'est certainement un nouveau et considérable progrès.

L'avantage de ces procédés est immense, d'abord parce que les effets s'en font sentir *immédiatement* et parce qu'il suffit de quelques applications électriques ou caloriques pour obtenir une amélioration qui s'accentue rapidement, et en second lieu parce que les traitements ne sont nullement douloureux et n'altèrent en rien les organes. Le seul reproche qu'on puisse leur faire, c'est d'exiger certaines connaissances spéciales et une certaine habileté clinique, et peut-être aussi de donner des résultats trop brillants, ce qui risque d'empêcher quelques confrères et peut-être même des malades d'y ajouter foi..... Malheureusement hélas ! pour ces derniers !

Traitement électrique et thermo-électrique de la sciatique.

La névrite du nerf sciatique que l'on appelle encore fréquemment la « sciatique » tout court est une affection parfois terrible, aussi bien en raison des douleurs qu'elle provoque que de sa ténacité.

Les effets souvent si brillants de l'électricité dans ce genre d'affection, sont bien connus, et sont même entrés dans la pratique médicale. Ici, comme toujours, elle constitue une médication d'autant plus précieuse quelle réussit le plus souvent, alors que tous les autres procédés thérapeutiques ont échoué.

Nous n'avons jamais cessé, pour notre compte, de chercher à améliorer la technique électrique avec l'espoir d'arriver à la guérison des cas relativement assez nombreux qui échappaient à l'action curative des divers modes électriques. Et c'est avec la conviction que parmi ces derniers, un bon nombre, la majeure partie sans doute, avaient leur origine dans une des branches d'origine du nerf, que nous avons institué, en premier lieu, une méthode de traitement vaginale chez la femme. Nous avons été très heureux de constater que nos prévisions étaient certainement fondées, *car la guérison de la sciatique chez la femme est devenue, grâce à l'institution de cette méthode, la règle absolue.*

Nous rappelons simplement pour mémoire que c'est en constatant les résultats si remarquables que donne l'électricité chez les femmes atteintes de tumeurs fibreuses *compliquées de sciatique*, que nous avons été conduit à édifier ce traitement.

C'est en raisonnant par analogie que nous avons cherché à obtenir par la voie rectale la guérison de sciatiques qui avaient résisté à l'action externe de l'électricité chez l'homme. Là encore nous avons été assez heureux de constater que nos prévisions étaient exactes, et depuis que nous avons pu donner à nos applications une précision presque absolue à la suite des recherches expérimentales que nous avons entreprises sur nous-même (au moyen de la sensation très caractéristique que produit la faradisation) nous n'avons plus rencontré de cas rebelles aux applications électriques.

Nous sommes loin, cependant, de prétendre qu'il ne peut s'en présenter, en dépit des perfectionnements que nous avons apportés au traitement de la « Sciatique », et c'est parce que nous savons qu'on n'est jamais trop bien armé lorsqu'il s'agit surtout d'affections aussi cruelles et parfois aussi tenaces que celle qui nous occupe que nous avons cherché à combiner dans le cas actuel l'action de la chaleur à celle de l'électricité, ainsi que nous l'avions fait pour les affections articulaires avec l'espoir d'obtenir des résultats plus prompts dans certains cas.

Nous n'avons encore eu l'occasion d'appliquer cette combinaison des deux traitements qu'à deux cas de sciatique ; il nous est donc assez difficile d'être affirmatif ; cependant, nous sommes convaincu que la chaleur a eu une action adjuvante réelle dans un de ces deux cas. Le malade était atteint depuis un an 1/2 environ du côté droit et avait eu plusieurs poussées aiguës intercurrentes. C'est au moment d'une de ces poussées que le traitement fut appliqué, et la douleur a certainement cessé plus rapidement qu'elle ne le fait généralement sous l'influence de l'électricité seule.

Il y a donc tout lieu de supposer que, dans le cas actuel, la chaleur peut encore rendre des services, et il ne semble pas douteux qu'elle ne constitue une ressource extrêmement précieuse.

Ce qui est certain en tout cas (et de nombreux faits l'attestent), c'est que nous pouvons triompher aujourd'hui d'affections considérées anciennement comme incurables, et si merveilleux que puissent paraître de semblables progrès, il faut espérer qu'ils ne s'arrêteront pas là, de même qu'il faut souhaiter ardemment, nous le répétons, que le scepticisme qui est un des caractères de notre époque (et il faut convenir, hélas! que ce n'est pas toujours sans raison) ne lui barre pas le chemin et n'écarte pas les malades de l'unique branche de salut qui leur reste presque toujours !

Dr L. DANION,

Médecin spécialiste électricien
Ancien interne des hôpitaux de Strasbourg (avant l'annexion)
Ancien chef de service d'électrothérapie à l'hôpital St-Louis
et à l'hôpital Necker
Chevalier de la Légion d'honneur

12, place Delaborde.

Paris, le 24 avril 1897.

CLINIQUE D'ÉLECTRICITÉ

19, rue des Mathurins (*près la Gare Saint-Lazare.*)

Traitement spécial des maladies chroniques et des maladies réputées incurables.

RADIOSCOPIE

PHOTOGRAPHIE DE L'INVISIBLE

Clermont (Oise). — Imprimerie Daix frères, place Saint-André, 3.

INDEX BIBLIOGRAPHIQUE

d'un certain nombre de travaux du Dr Léon DANION

PARUS EN ÉLECTROTHÉRAPIE

En préparation : **Traité complet d'électrothérapie en deux volumes.**

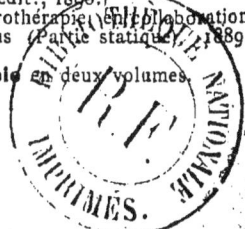

www.ingramcontent.com/pod-product-compliance
Lightning Source LLC
Chambersburg PA
CBHW050440210326
41520CB00019B/6012